肌骨超声
简明手册

主编　郭瑞君

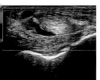
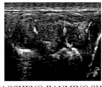
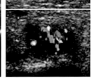

JIGU CHAOSHENG JIANMING SHOUCE

U0227267

科学技术文献出版社

SCIENTIFIC AND TECHNICAL DOCUMENTATION PRESS

·北京·

图书在版编目（CIP）数据

肌骨超声简明手册/郭瑞君主编. —北京：科学技术文献出版社，2019.12
ISBN 978-7-5189-6163-4

Ⅰ.①肌… Ⅱ.①郭… Ⅲ.①肌肉骨骼系统—超声波诊断—手册 Ⅳ.① R680.4-62

中国版本图书馆 CIP 数据核字（2019）第 238459 号

肌骨超声简明手册

策划编辑：张 蓉 责任编辑：张 蓉 陶文娟 责任校对：文 浩 责任出版：张志平

出 版 者	科学技术文献出版社	
地 址	北京市复兴路15号 邮编 100038	
编 务 部	(010) 58882938，58882087（传真）	
发 行 部	(010) 58882868，58882870（传真）	
邮 购 部	(010) 58882873	
官 方 网 址	www.stdp.com.cn	
发 行 者	科学技术文献出版社发行 全国各地新华书店经销	
印 刷 者	北京地大彩印有限公司	
版 次	2019 年 12 月第 1 版 2019 年 12 月第 1 次印刷	
开 本	880×1230 1/64	
字 数	65千	
印 张	1.75	
书 号	ISBN 978-7-5189-6163-4	
定 价	25.00元	

主编简介

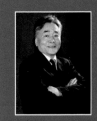

郭瑞君
教授，主任医师，硕士研究生导师，首都医科大学附属北京朝阳医院超声医学科主任。

学术任职

现任中国研究型医院学会肌骨及浅表超声专业委员会主任委员，中国超声医学工程学会肌骨超声专业委员会名誉主任委员，中国中医药信息学会超声医学分会会长，中国软组织疼痛学会副会长，全国肌骨超声应用协作组组长，北京中西医结合学会医学影像专业委员会主任委员。担任中国超声医学杂志常委，中国医学影像技术杂志、中华超声影像学杂志、中华医学超声杂志（电子版）编委。

专业特长和科研工作

从事超声诊断工作30余年，在肌肉骨骼超声、腹部超声、胃肠道肿瘤超声、小器官超声、血管超声及介入超声等方面均有较深的造诣。作为第一主研人获得省部级科技进步三等奖3项，主编、主译专著6部，参编10部，发表论文逾百篇，其中SCI 12篇。

编委会

前言

　　随着我国老龄化的增速、分级医疗的开展及精准医疗的出现，以往临床工作中依靠传统物理检查所导致的治疗盲目性、随意性、无针对性，以及疗效判断的客观性指标缺失等问题越来越引起重视。因此，医学影像学尤其是超声医学在临床工作中的作用显得十分重要。

　　自20世纪90年代后期以来，肌肉骨骼超声技术在我国迅速发展，无创、方便、实用的特点，使其在临床中被不断推广应用。目前已经成为许多疾病的首选检查或诊断"金标准"，特别是对外周神经损伤，肌肉、肌腱急慢性损伤及风湿或类风湿疾病的早期诊断和鉴别诊断都具有重要意义。超声定位及超声引导穿刺被称为临床医师的"第三只眼"，在康复医学、运动医学、免疫代谢疾病、冲击波医学、中医及中西医结合等方面有不可替代的作用。可视化超声的临床应用也越来越广泛、深入。

　　由于超声医学具有很强的专业性，临床医师也更需要一本关于肌骨超声的口袋书，以便于查询使用。为此，北京朝阳医院超声医学科推出《肌骨超声简明手册》，重点讲述超声解剖、正常声像图及常见疾病的超声表现。本书图文并茂，尤其适用于超声初学者学习和使用。

　　真诚感谢所有的参编人员，尤其是北京朝阳医院超声医学科同仁的辛勤劳动及付出。但由于编写时间仓促和编者水平有限，书中难免存在不足之处，恳请读者批评指正。

郭瑞君

2019年10月于北京

目录

第一章

超声诊断基础与原理

第一节　超声波的基本概念和基本特性

一、超声波的基本概念

声波是机械波的一种。声波产生的条件，一是声源（波源）；二是能够传播这种机械振动的介质。波动（简称波）是振动在介质中传播的过程，其中振动频率超过人耳听觉上限值，即高于 20 kHz 为超声波，一般应用于超声诊断的频率为 1 ～ 40 MHz。

声波在介质中传播的速度称为声速，一般用 "c" 表示。声速的大小取决于介质的密度和弹性模量。人体软组织的平均声速约 1540 m/s，和水的声速相近。在超声诊断的频率范围内，软组织的声速基本上不随超声波的频率发生变化。不同的软组织声速有所不同，但差别不大，与其成分（如多种蛋白质、脂肪和水的含量）有密切的关系。一般来说，声速随组织中蛋白质含量增加而增加，随水分和脂肪含量增加而减低。

声阻抗（acoustic impedance）为介质在波阵面一定面积上的声压与通过该面积的体积速度的复数比值。声阻抗率（specific acoustic impedance）是指介质在某点的声压与质点速度的比值。介质的声特性阻抗（acoustic characteristic impedance，Z）为平面自由行波在介质中某点的声压与质点速度的比值，其值等于介质的密度与声速的乘积。

近场与远场：声束分布宽度不等，在邻近探头的一段距离内，声束宽度几乎相等，称为近场区。近场区为一复瓣区，此区内声强高低起伏；远方为远场区，声束开始扩散，远场区内声束分布均匀。

二、脉冲波

超声诊断设备中除了连续多普勒模式使用连续波外，其余都使用脉冲波。连续波也称为简谐波，是指在整个时间范围内频率和幅度固定的波，现实世界中并不存在这种理想的信号。间隔性发出的短促波称作脉冲波。所谓脉冲就是持续时间很有限的信号，即在一个有限的范围 $t_1 \sim t_2$ 有信号，之外信号为 0（或非常小）。$t_1 \sim t_2$ 是信号长度，也称为脉冲宽度，简称脉宽。

脉冲重复频率（pulse repetition frequency，PRF）：单位时间内脉冲波的数目。单位：Hz 或 kHz。

脉冲重复周期（pulse repetition period，PRP）：一个脉冲开始发射到下一个脉冲开始发射所需的时间。单位：秒或毫秒。

脉冲重复间期（pulse repetition interphase）：一个脉冲发射结束到下一个脉冲开始发射所需的时间。单位：秒或毫秒。

空间脉冲长度（spatial pulse length，SPL）：每个脉冲的总的波长度。SPL = 脉冲的总波长 = 脉宽 × 声速。

超声诊断中的脉冲常常是由一定频率范围之内的简谐信号叠加而成的，即幅度谱和复频谱在同一段频率范围，这个频率范围为信号的频带，称为带宽。频带的中心称为中心频率。

三、多普勒效应和多普勒超声成像技术

波源和观察者之间的相对运动会使观察到的波动的频率发生变化，这种现象称为多普勒效应。多普勒效应是超声多普勒诊断的物理基础。

在超声场中，目标的运动或振源的运动，使接收信号的频率发生改变，频率移动的大小与运动的速度成正比，这就是超声诊断中应用的多普勒原理。例如人体内最主要的血流运动，红细胞使散射回波发生频移，体外检测频移的大小，就可知血流的运动速度。

根据多普勒原理测量血流速度的原理： 在医学超声中，通常使用反冲式探头，假设发射超声频率为 f_o，接收频率为 f_λ，则频移 f_D 大小：

$$f_D = f_\lambda - f_0 = \frac{2V}{c} f_0 \cos\theta$$

式中 c 为声速，V 为血流速度，θ 为声束与血管的夹角。

连续波多普勒和脉冲多普勒： 连续波多普勒是利用两个探头或一个探头中的两组单元，其中一个探头或一组单元发射连续波，另一个探头或一组单元接收反射回的信号，并对接收到的所有信息进行分析后，以时间－频率（速度）频谱形式将所有信息叠加在同一频谱图上。连续波多普勒常用在不需要区分血流深度，只需检测血流有否、大小、方向及分布的情况下，如超声听诊器、胎心胎动超声监护等；也用在检测速度特别高的血流。脉冲多普勒用脉冲采样的方式来分析血流信号的多普勒频移，在脉冲重复间期通过采用电子门控制技术来调节取样容积的位置和大小，因此具有深度分辨力高的特点。

4

通过调节电子门开放时间的早晚和持续时间的长短来调节取样容积的位置和大小。脉冲多普勒通过电子门控制技术选择测量不同的深度、不同的范围内的血流分布，有两个限制：①最大距离与最大测量速度之间的限制，最大距离与最大测量速度的乘积要不超过某一特定的值；②距离分辨力与速度分辨力之间存在矛盾，距离分辨力高，此时采样门窄（采样容积小），则速度分辨率就低，反之亦然。

彩色多普勒成像：脉冲多普勒与二维超声相结合出现的彩色多普勒成像，可显示血流二维分布的动态情况。采用超声多普勒技术，根据血流动力学理论，对血管中的血流做出直观、迅速和准确的诊断，已在临床中得到广泛的应用。

四、超声波的基本特性

1. 超声波的方向性

对机械波来说，频率越低，其波长越长，波动的特性越显著，但方向性越差；频率越高，波长越短，波传播的方向性越好。例如应用于肌骨超声诊断的超声波频率较高，方向性也较好。

2. 人体组织对入射声波的作用

超声波在弹性介质中传播时与光波类似，也有波的叠加、干涉、反射、折射、透射、散射、衍射及吸收、衰减等特性。

反射与折射：高频率的超声波是一种平面波，在均匀介质中传播时，沿传播方向做直线传播。当超声波从一种介质传播到另一种介质时，由于两种介质的声特性阻抗 Z

的不同，在两种介质之间形成一个声学界面，如果该界面尺寸大于超声波波长，则一部分超声波能量从该声学界面处反射，回到原介质，形成反射波；另一部分超声波能量进入另一介质，形成折射（透射）波（图 1-1-1）。

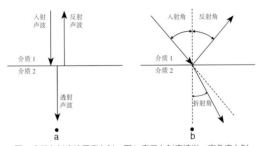

图 a 表示入射声波垂直入射，图 b 表示入射声波以一定角度入射

图 1-1-1 超声波在界面上的反射与折射

衍射与散射：声波传播时遇到的障碍物的尺寸与声波相近（1 ~ 2 个波长）时，声波可绕过这一障碍物界面边缘向前传播，偏离原来方向，这一现象称为衍射或绕射。距离越接近障碍物，衍射现象越明显，声波远离障碍物后仍按直线传播。声波传播遇到线度小于波长的粒子，粒子吸收声波能量后，向四周辐射声波，这种现象称为散射，这些粒子称为散射体。

声衰减：声波在介质中传播时，质点振动的振幅将随传播距离增大而减小，声强也随距离增大而减小，这种现象称为声衰减。

会聚与发散：声束在经过圆形低声速区后，可致声束会聚，如囊肿或脓肿。声束在经过圆形高声速区后，可致声束发散，如含纤维成分较多的肿瘤。

第二节　超声波的产生原理及超声探头

一、超声波的发射与接收

在医学中应用超声波进行疾病的诊断和治疗，一个重要的问题是超声波的发射和接收。虽然目前已有多种方法可以产生超声波，如机械法、电声转换法、激光法等，但在医学中最常用的还是电声转换法中的压电式换能法。

1. 正压电效应

某些各向异性的材料，在外部拉力的压力作用下引起材料内部原来重合的正负电荷中心发生相对偏移，在材料表面上出现符号相反的表面电荷。这样，由机械力的作用产生了电场。这种将机械能转变为电能的效应称为正压电效应。超声接收换能器采用的是正压电效应，将来自人体的回声信号转化为电压。

2. 逆压电效应

在压电材料表面沿着电轴方向加上电压，由于电场作用，引起材料内部正负电荷中心位移，这一极化位移使材料内部产生应力，从而导致宏观上的几何形变，这种将电能转变为机械能的效应叫逆压电效应。超声波发射换能器采用的是逆压电效应，将电压转变为声压，并向人体发射。

二、超声探头

在各种超声诊断仪器中发出和接收超声波的器件是超声探头。大多数超声诊断仪器中的探头既用作发射又用作接收，既向人体内发射超声波又接收体内反射和散射回来的声波。发射时探头把电能转换成声能，接收时又把声能转换为电能，因此，探头又称为超声换能器。

为了达到超声成像的目的，仪器产生的声束必须在人体内部扫描。实现声束扫描的技术有两种——机械扫描和电子扫描。

1. 机械扫描探头和聚焦

机械扫描通常使用一个或几个聚焦单探头，用机械的方法如马达带动，使其摆动或旋转，探头发出的声束在成像区域扫描。仪器工作时，一方面记录探头的方向，另一方面接收回波，两者结合，得到各个位置的回波，处理后成像。为了使探头运动时能保持和人体的耦合，常把探头装在一个充满液体的小盒里，探头发出的扫描声束经过液体透过静止的盒壁与人体耦合。机械扫描的聚焦探头有许多优点，其电路部分比较简单，它的横向分辨率在顺着扫描的方向和垂直于扫描的方向（有时称为侧向）是一样的。同时，也有一些缺点：首先它的机械运动部分影响了使用寿命；其次机械驱动的方式不如电子扫描灵活，扫描速度也不能太快，特别是不能满足彩色血流图的步进式扫描。

2. 电子扫描探头和电子聚焦

电子聚焦和扫描使用阵列探头，下面以常用的线阵探头为例说明它的结构和工作原理。

在线阵探头里有许多压电单元等间隔地排列成一条直线。每个压电单元和单探头相似，也是由压电片、引线、匹配层和背衬组成，但它的压电片尺寸很小（＜1 mm），阵列探头的每次发射或接收总是由全部或部分压电单元共同完成的。在发射时，如果参与工作的各个压电单元在不同的时刻发出声脉冲，叠加以后就有可能得到聚焦的总声场。因此，超声波从各压电单元到焦点的传播时间也是不一样的。我们按照各压电单元的传播时间决定每个压电单元的发射时间，传播时间长的先发射，传播时间短的晚发射，使各压电单元发出的声脉冲同时到达聚焦点。为了实现电子聚焦和扫描，激发时要在不同的时刻激励各个单元，接收时要对各个压电单元的信号做不同的延迟（图 1-2-1）。在超声诊断仪里有许多相互独立的发射和接收电路，称为通道。通过电子开关的选择，在每次发射和接收时各个通道分别和一个或两个压电单元连接。每次工作时只有少数压电单元（8 ~ 16 个）参加，如第一次工作时由第 1 个到第 8 个压电单元参加，第二次工作时由第 2 个到第 9 个压电单元参加。每次形成的声束都和线阵垂直。这样通过压电单

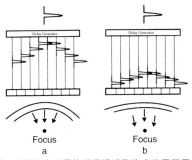

Focus   Focus
a   b

图 a 和图 b 分别示意不同的延迟模式致焦点位置不同（Delay Generator-延迟发生器，Focus-焦点）

图 1-2-1 电子聚焦示意图

元的切换使声束在空间平行地扫描，每次发射声束在空间平移一个压电单元间隔的距离。

另一种常用的阵列探头是相控阵探头，它的前表面比较小（20～30 mm），适于通过小的声窗做检查。相控阵探头每次工作时所有的压电单元都参加，通过改变每个压电单元的激发时间和接收延迟改变声束的方向，使声束在空间扫描出一个扇形。由于时间的变化相当于波形的相位变化，因此，这种方式可以看成由信号的相位控制声束的方向，这也是相控阵探头名称的由来。还有一种形状介于线阵和相控阵之间的凸阵探头，它的压电单元也排成一段圆弧，但圆弧的半径比相控阵的大，介于线阵探头和相控阵探头之间。它的扫描方式和线阵探头接近，但由于每次工作时声束的方向略有变化，其扫描区域是介于扇形和矩形之间的一个图形。

三、超声探头的分辨率

空间分辨率是超声探头的一个重要性能参数。假设人体内有两个小目标，如果它们之间的距离比较大，超声仪器就能区分它们；如果它们之间的距离很小，仪器就可能把它们当作一个目标。仪器能够区分的最小距离称为空间分辨，简称为分辨率。分辨率和方向有关。沿声束方向的分辨率称为轴向分辨率（也称纵向分辨率），沿扫查平面与声束垂直方向的分辨率称为侧向分辨率（也称横向分辨率）。垂直于扫查平面且与声束垂直方向的分辨率称为切面分辨率（也称厚度分辨率）。

第三节　超声成像模式

　　超声探头将回声信号转换为电磁信号后，必须将这些包含了许多信息的射频信号经过解调、滤波、相关运算、模数转换等过程，将所需要的信号信息分别以不同的模式成像，以供临床医生观看而做出诊断。目前常用或曾经常用的几种超声成像模式有 A 型超声诊断法、B 型超声诊断法、M 型超声诊断法和 D 型超声诊断法，简述如下。

　　A 型超声诊断法又叫超声示波诊断法。当声束在人体组织中传播遇到两层不同声特性阻抗的邻近介质界面时，在该界面上就产生反射（回声），每遇到一个界面，产生一个回声，该回声在示波器的屏幕上以波的形式显示出来。界面两边介质的声特性阻抗差越大，其回声的波幅越高；反之，界面的声特性阻抗差越小，其回声的波幅越低。若声束在没有界面的均匀介质中传播，即声特性阻抗差为 0 时则表现无回声的平段。A 型超声诊断法就是根据回声波幅的高低、多少、形状及有无进行诊断。

　　B 型超声诊断法的工作原理与 A 型超声诊断法基本相同，都是利用回声原理做诊断，即发射脉冲超声进入人体，然后接受组织界面的回声作为诊断的依据，B 型超声诊断法与 A 型超声诊断法不同之处有三点：第一，B 型超声仪将 A 型超声仪的幅度调制显示 (amplitude modulation display) 改进为辉度调制显示 (brightness modulation display)，将回声脉冲电信号放大后送到显示器的阴极，使显示的亮度随着回声信号的强弱而变化；第二，B 型超声仪探头发射的声束必须进行扫查，加在显示器垂直方向的时基扫描与声束同步，从而构成一幅二维切面声像图；第三，医生根据由此得到的一系列人体切面声像图进行诊断，而不是用 A 型超声诊断法得到的波型做诊断。B 型超声仪显示的是切面图像，具有直观性好、容易掌握、诊断方便等优点。

M 型超声诊断法的工作原理与 B 型超声诊断法相同。在 B 型切面上任意取一声束取样线，在水平偏转板上加上一对慢扫描锯齿波，使取样线上的回声光点沿水平方向展开代表时间扫描，回声光点在垂直方向上移动代表深度扫描。由于探头位置和取样线固定，声束穿越的各层组织界面随着组织的位置移动而得到的回声辉度随着水平扫描而构成相应的动态曲线，即称为 M 型超声扫描，最常用于超声心动检查、评价瓣膜及心肌的运动状态。

D 型超声诊断法是利用声波的多普勒现象成像和分析。多普勒现象是超声多普勒诊断的物理基础。一般来说，波源和观察者之间的相对运动会使观察到的波动的频率发生变化，这种现象称为多普勒现象。在超声诊断中采用的是反射模式，不动的超声波探头向人体内发出超声波，遇到血流等运动目标时发生反射，反射波携带了目标运动的信息。这种反射波再被探头接收，经过处理、成像给出诊断。

此外，还有谐波成像模式，包括组织谐波成像和造影谐波成像，使图像的分辨率和穿透力都有显著提高。基波中心频率为 f，经人体组织传播回来的目标回波中含有基波（f）和谐波（$2f$），接收系统仅选通中心频率为 $2f$

的谐波信号在谐波领域内进行各种处理。

第四节　超声波的生物效应和超声诊断的安全性

超声波在生物组织中传播，就会对生物组织产生作用，当超声波的输出强度达到一定程度时就可能对组织造成伤害，致使生物组织发生功能、状态和结构改变，即所谓的超声波的生物效应。从根本上说超声波对于生物组织的效应是物理效应，大体上可分为热效应、机械效应和空化效应。

1. 超声波的热效应

超声波在介质中传播时，它的部分能量会经过摩擦、热传导等过程转化为热能，使介质的局部温度升高。介质温度的升高和超声波的剂量有关。超声波照射时，介质的温度逐渐升高，温度升高和照射时间基本上成正比，而与介质的密度和比热成反比。当超声波照射的区域温度升高时，热量通过组织热传导和血流向周围组织扩散，温差越大，扩散越快，当温度升到一定程度后，温度升高速率也会逐渐变慢。最后超声波转化的热量和向周围组织扩散的热量达到平衡，温度不再升高。平衡温度与超声强度及介质性质有关，声强越大，平衡温度越高。

超声波的频率对超声的热效应有影响。频率越高，声吸收越大，温度升高也越多。高频超声的穿透深度小，因此，频率增高会使皮肤和浅层组织的温度升高增加。同时，使用者可能因为得不到预期的穿透深度而增加设备的输出强度，可能导致温度升高更多。

2. 超声波的机械效应

超声波是一种弹性波，它使传播介质中的质点发生机械运动，由此产生的作用称为超声波的机械效应。

3. 超声波的空化效应

声波在液体或软组织等介质中传播时，介质中的声压不断起伏变化。当声压为负时，局部压力减小，液体汽化，产生气泡，这个现象称为空化现象。根据超声波的强度大小，空化效应分为稳态和瞬态两种。当超声波的声强比较小、频率比较高的时候，气泡随着声压的起伏不断膨胀和缩小，做周期性呼吸式的振动或脉动，称为稳态空化。稳态空化并不剧烈，一般不产生破坏作用。当声强超过某一阈值，气泡的振动十分激烈且当声压为负时气泡迅速膨胀，破裂成许多小气泡，这种现象称为瞬态空化。瞬态空化的发生受许多因素影响，包括声压、频率、聚焦、脉冲波形及介质的性质。空化和声强的时间平均值没有直接关系，而与负声压的峰值关系密切。峰值负压基本上可用脉冲发射时间内声强的均值衡量，这个均值称为脉冲平均声强。声场中脉冲平均声强最大值为空间峰值脉冲平均声强（Spatiala peak pulse average acoustic intensity，Isppa），它可以用作确定和控制空化的声强指标。

空化阈值与生物组织中空化核的情况有关。含有气泡或杂质的组织的空化阈值要比纯净介质的低得多。

4. 超声诊断安全阈值

研究工作证明，超声波的生物效应取决于超声剂量，即超声的强度和照射时间的乘积，在一定的剂量下，它不会产生有害的作用。为了保证超声诊断的安全性，各国先后制定了有关的法规限制超声诊断使用的最大剂量。美国医学超声学会在 1987 年声明，当非聚焦的超声强度 $< 100 \text{ mW/cm}^2$，或聚焦的超声强度 $< 1 \text{ W/cm}^2$ 时，诊断超声波对人体不会产生明显的生物效应。

目前积累的资料表明，合理使用超声诊断给患者带来的好处远远超过了可能存在的风险。由于人们普遍的重视和得力的措施，在运用超声诊断的几十年中始终未发现过超声诊断设备对患者或医生产生有害作用的证据。从这个意义上说，超声诊断是安全的。

超声输出指数分两类，即机械指数（mechanical index，MI）和热指数（thermal index，TI），它们分别表示当时输出的超声对生物组织产生机械作用和温度升高的可能性。大部分的实验研究表明，超声的机械效应与声压成正比，与工作频率的平方根成反比，因此，机械指数定义为：

$$MI = \frac{P}{C_{MI} \cdot \sqrt{f}}$$

式中 P 是峰值负压，f 是频率。$C_{MI} = 1 MPa \cdot MHz^{-1/2}$，其目的是使 MI 成为一个没有单位的数值。

热指数表示超声波产生温升的情况。热指数的定义为：

$$TI = \frac{W}{W_1}$$

式中 W 和 W_l，分别是实际的声强和使平均衰减为 0.3 $dB/$（$MHz\cdot$ cm）的组织升高 1 ℃时的输出声强。在这个概念中未包括血液的流动、时间等因素。

机械指数只是对机械效应产生的可能性的估计，机械指数越高，可能性越大，但是并不能说机械指数超过多少就一定产生机械作用。同样，热指数只是温度升高的相对标志，只表明温度升高的可能性，只能说热指数越大，温度升高的可能性也越大。通常认为 MI 和 TI 的值低于"1"时是安全的，这种情况下超声检查不会造成有害的生物学效应。美国食品和药品管理委员会则规定诊断超声的 MI 上限为 1.9（眼科检查为 0.23）。

（郭瑞君　李明秋）

第二章

超声仪器的使用与调节

第一节 超声探头的类型和选择

超声波在人体中的衰减与频率有关。探头频率越高，分辨率越高，衰减越强。探查深部脏器时，选用低频探头；探查浅表器官时，选用高频探头。

1. 线阵探头

该探头主要用于外周血管和小器官检查，常用频率为 4 ～ 15 MHz（图 2-1-1）。

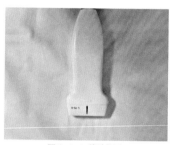

图 2-1-1 线阵探头

2. 凸阵探头

该探头主要用于腹部脏器和妇产科检查，常用频率为 1 ～ 5 MHz（图 2-1-2）。

3. 扇形探头

该探头主要用于成人心脏、小儿心脏及经颅多普勒超声检查，常用频率为 1.5 ～ 2.5 MHz（图 2-1-3）。

4. 腔内探头

包括经直肠探头，用于前列腺、精囊腺及直肠的检查；经阴道探头，用于子宫与附件检查。常用频率为

5 ～ 10 MHz（图 2-1-4）。

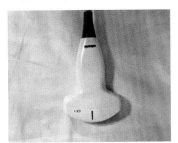

图 2-1-2 凸阵探头

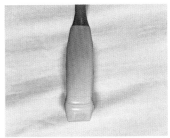

图 2-1-3 扇形探头

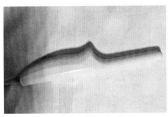

图 2-1-4 腔内探头

第二节　超声仪器的调节

超声仪器的调节主要包括灰阶超声、彩色多普勒超声及频谱多普勒超声的调节。

一、灰阶超声的调节

1. 预处理

目前，针对不同的检查部位，超声仪器已预设了相应的检查条件，可理解为脏器最佳条件的预设置，操作者可根据所要检查的结构直接选用。首先，可按预设置（preset）按钮，选择"腹部""小器官""血管"等项目，然后再选择其中某个具体需要检查的脏器或比较接近的脏器，如"小器官"列表下的甲状腺、乳腺、睾丸等，或"血管"列表下的颈动脉、下肢动脉、下肢静脉等。

2. 灰阶增益

旋转二维增益（2D gain）控制钮，调整图像的灵敏度。操作者在检查过程中应随时调节，以取得满意的图像效果。增益过高可造成对微小病灶的漏检，增益过低会影响低回声病灶和对比度差的病灶的检出（图 2-2-1）。

3. 时间增益补偿

时间增益补偿（time gain compensation，TGC）主要补偿因深度造成的声衰减，通过调节使图像的亮度均匀。

多由 8～10 个滑动钮组成，每个钮对应一定的深度，分别调节某一深度回波信号的强度。适当调节 TGC，使图像上下灰度相似（图 2-2-2）。

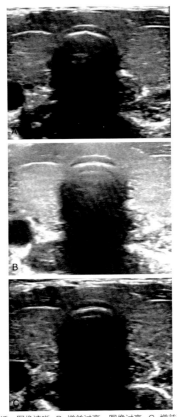

A. 增益合适，图像清晰；B. 增益过高，图像过亮；C. 增益过低，图像过暗

图 2-2-1 **灰阶增益**

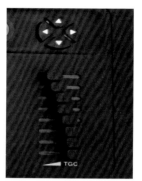

图 2-2-2 时间增益补偿键

4. 深度

检查者可通过旋钮"depth"键来调节检查深度（图 2-2-3）。在可控的深度范围内增大或减小深度，使被检查脏器清晰呈现在图像正中位置。

5. 聚焦深度和数量调节

聚焦是通过在短距离内使声束声场变窄，从而达到提高侧向分辨力的目的。使用聚焦（focus）控制键在深度标尺上移动聚焦带位置，固定在检查者目标区域的水平（图 2-2-4）。

调节区域（zones）键可增加或减少聚焦点的数量，以及改变聚焦区之间的距离。焦点数量增加可降低超声图像的帧频，故聚焦数量不宜过多。

6. 动态范围

动态范围（dynamic range，DR）是超声仪器能够显示的从最高至最低回声信号的范围，一般为 60 ~ 80 dB。动态范围过低可能略掉有用的疾病诊断信息，动态范围

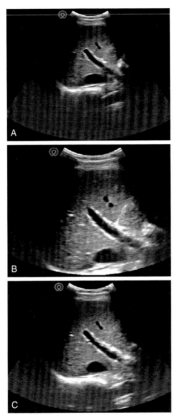

A. 深度过大，不利于观察肝脏内微小病灶；B. 深度过小，不能完整显示肝脏被膜；C. 深度适宜，肝脏位置适中

图 2-2-3 **深度调节**

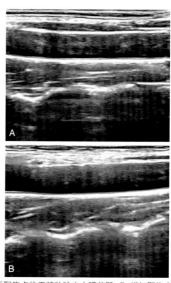

A. 图像显示聚焦点位于颈动脉内中膜前壁；B. 增加聚焦点，分别位于颈动脉内中膜前、后壁

图 2-2-4 **焦点调节**

过高可导致背景噪声和干扰性伪像增加。

7. 二维灰阶图像调节

灰阶代表由最暗到最亮之间不同亮度的层次级别，可从 64 级至 256 级不等。灰阶级别越高，图像层次感越强。

8. 二维图像放大调节

操作者通过调节放大（zoom）键，可选择局部放大或整体按比例放大图像，该功能有助于观察细微结构。当测量微小病灶时，检查者可通过使用"zoom"键来减小测量误差（图 2-2-5）。

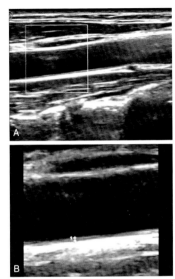

A. 颈动脉测量时，选取放大区域；B. 颈动脉内中膜局部放大，便于准确测量厚度

图 2-2-5 放大调节

9. 二维图像回放调节

操作者在触发冻结（freeze）键后，可通过旋转轨迹球，回放电影。

10. 一键优化控制

仪器可自动根据回声对图像质量进行一键调节，提高工作效率，方便操作者操作。

二、彩色多普勒超声的调节

1. 彩色多普勒增益

调节方法：以调高彩色增益至出现噪声，然后下调彩色增益至噪声消失为宜。

彩色增益过高，可出现血流外溢；彩色增益过低，可导致血流信息显示不充分（图 2-2-6）。

2. 速度标尺

调节"scale"旋钮，增加或降低多普勒显示比例，使多普勒显示与标尺比例恰当。低速血流设置为低速度标尺，高速血流设置为高速度标尺。

3. 彩色取样框的大小和偏转方向

取样框大小以刚好覆盖目的区域的血流为佳。取样框过大，会降低图像的帧频，时间分辨率下降。调节"steer"键可改变多普勒成像的倾斜角度，使声束与血流夹角变小，有利于提高彩色血流信号。

4. 壁滤波

壁滤波（filter）用于消除血管壁或组织运动的低频且高强度的噪声。壁滤波设置为 125 Hz 适用于检查血管，250 Hz 适用于检查大血管，500 ～ 1000 Hz 适用于检查心脏。显示低速血流时，将壁滤波设置为低通滤波；显示高速血流时，将壁滤波设置为高通滤波，滤去低速运动信号。

5. 彩色反转

一般将朝向探头的血流设置为红色，背离探头的血流设置为蓝色。触发"invert"键，可将血流色彩进行反转。

6. 基线

基线（baseline）是多普勒速度为 0 的一条直线，一

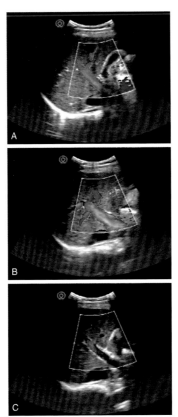

A. 增益合适，血流显示良好；B. 增益过高，血流外溢；C. 增益过低，
血流显示不充分

图 2-2-6 **彩色增益调节**

般设置于中间。调节"baseline"键，基线可上下移动，消除或减轻色彩倒错，从而更加准确地反映血流状态。

三、频谱多普勒超声的调节

1. 脉冲多普勒（pulse wave Doppler，PWD）主要应用于流速不高的血管超声检查。连续波多普勒（continuous wave Doppler，CWD）主要应用于流速较高的心脏超声检查。

2. 调节脉冲多普勒增益（PW gain），以频谱的亮度显示合适为宜。

3. 调节取样线：通过"steer"旋钮改变取样线的方向，将多普勒角度调整在 60° 以内。

4. 调节取样容积：多普勒取样线上出现的小等号为取样容积（sample volume，SV）。测量血管狭窄处时，一般 SV 设置为 1 ~ 2 mm；测量静脉血流速度时，可设置为血管宽度的 1/3 ~ 1/2。

5. 调节角度：旋转"angle"键，使校正角度 < 60° 。

6. 调整基线：移动基线，可增大某一方向的测量范围，避免混叠。

7. 频谱反转：将频谱图的上、下方向进行反转，便于测量。一般基线以上设置为朝向探头的信号，基线以下设置为背离探头的信号。

（郭瑞君　张玲玲）

第三章

肩关节超声检查及
常见疾病诊断

第一节 肩关节超声检查方法及正常声像图表现

肩关节超声检查主要包括肩袖结构和非肩袖结构的超声检查。肩袖结构包括肩胛下肌腱、冈上肌腱、冈下肌腱和小圆肌腱。非肩袖结构主要包括肱二头肌长头腱、肩部韧带、盂肱关节、肩锁关节、滑囊和盂唇等。

一般自前内侧向外侧及后侧检查。先检查肱二头肌长头腱及其腱鞘，该肌腱起自肩胛骨盂上结节，经过肱骨头的结间沟，向下附着于桡骨粗隆，声像图易于识别。从解剖学上说，通过该肌腱较容易区分其内侧的肩胛下肌腱和外侧的冈上肌腱。

1. 肱二头肌长头腱

被检者坐位，面对检查者，手臂稍内旋（指向对侧膝盖），肘关节屈曲 90°，掌心朝上。探头置于肱骨大结节与小结节之间横切（图 3-1-1 A），显示肱二头肌长头肌腱短轴（图 3-1-1 B）。

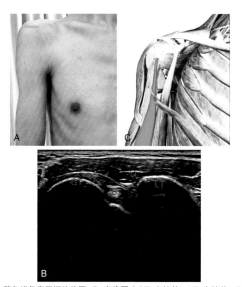

A. 蓝色线条表示探头位置；B. 声像图（GT-大结节，LT-小结节，B-肱二头肌长头腱，D-三角肌）；C. 解剖示意图

图 3-1-1 肱二头肌长头腱短轴探头位置与声像图

探头旋转 90°，显示肱二头肌长头腱长轴（图 3-1-2），应尽量向下扫查至肌腱-肌腹连接处。

2. 肩胛下肌腱

被检者坐位，面对检查者，肘关节屈曲 90°，肘部紧贴外侧胸壁，手臂外旋，探头置于小结节内侧横切（图 3-1-3 A），显示肩胛下肌腱长轴及其附着处（图 3-1-3 B）。

探头旋转 90°，显示肩胛下肌腱短轴（图 3-1-4）。

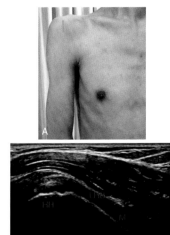

A. 蓝色线条表示探头位置；B. 声像图（HH-肱骨头，LHB-肱二头肌长头腱，M-肱二头肌肌腹）

图 3-1-2 肱二头肌长头腱长轴探头位置与声像图

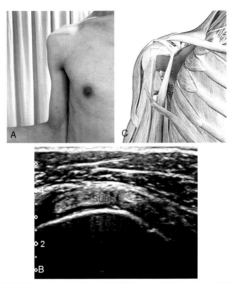

A. 蓝色线条表示探头位置；B. 声像图（LT-小结节，SUBS-肩胛下肌腱）；C. 解剖示意图

图 3-1-3 肩胛下肌腱长轴探头位置与声像图

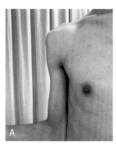

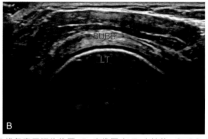

A. 蓝色线条表示探头位置；B. 声像图（LT-小结节，SUBS-肩胛下肌腱）

图 3-1-4 肩胛下肌腱短轴探头位置与声像图

3. 冈上肌腱

被检者上肢置于身后，屈肘，手掌贴于髂嵴上缘（图 3-1-5 A）。在上述显示肱二头肌长头腱短轴基础上，探头向后外侧移动，即可显示冈上肌腱短轴（图 3-1-5 B）。

探头旋转 90°，显示冈上肌腱长轴（图 3-1-6）。

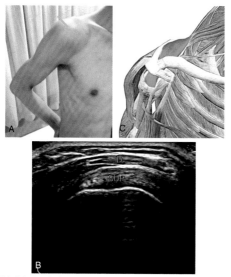

A. 蓝色线条表示探头位置；B. 声像图（SUP-冈上肌腱，D-三角肌）；
C. 解剖示意图

图 3-1-5 冈上肌腱短轴探头位置与声像图

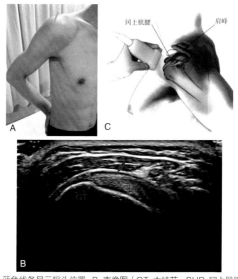

A. 蓝色线条显示探头位置; B. 声像图（GT-大结节, SUP-冈上肌腱, D-三角肌, 箭头-肩峰下-三角肌下滑囊）; C. 解剖示意图引自《超声引导下疼痛注射技术图解》

图 3-1-6 冈上肌腱长轴探头位置与声像图

4. 冈下肌腱及小圆肌腱

被检查者背对检查者而坐，手自胸前置于对侧肩部。以肩胛冈为体表标志，探头置于冈下窝纵切，显示冈下肌和小圆肌肌腹短轴（图 3-1-7）。

探头旋转 90°，沿肌腹向外侧扫查至肱骨大结节，可显示冈下肌腱和小圆肌腱长轴及其大结节附着处（图 3-1-8）。

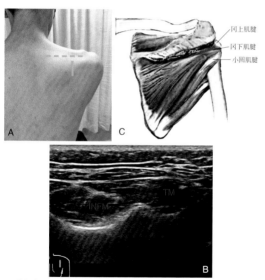

A. 蓝色虚线表示肩胛冈，蓝色实线表示探头位置；B. 声像图（INFM-冈下肌肌腹，TM-小圆肌肌腹）；C. 解剖示意图

图 3-1-7 冈下肌及小圆肌肌腹短轴探头位置与声像图

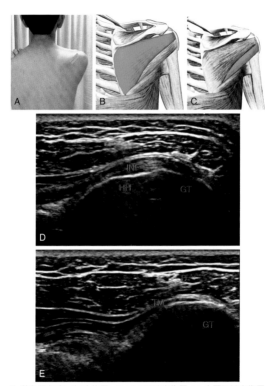

A. 蓝色线条表示探头位置; D. 冈下肌腱声像图; E. 小圆肌腱声像图
（HH–肱骨头, GT–大结节, INF–冈下肌腱, TM–小圆肌腱, D–三角肌）;
B、C. 解剖示意图

图 3-1-8 冈下肌腱及小圆肌腱长轴探头位置与声像图

第二节 肩关节常见疾病超声诊断

一、钙化性肌腱炎

多数原因不明，可继发于肾衰竭、肿瘤、维生素 D 中毒及结缔组织病等，其特征是钙盐沉积在肌腱内，以冈上肌腱附着处最为常见，其次为肩胛下肌腱。超声表现为肌腱内强回声，伴或不伴声影。钙化灶刺激肌腱引起炎性反应，表现为肌腱增厚（图 3-2-1）。

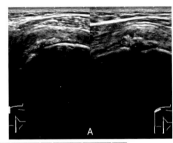

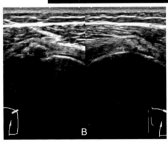

A. 右侧冈上肌钙化性肌腱炎，右侧冈上肌腱增厚、回声减低、不均匀，内可见强回声钙化灶，后伴声影；B. 右侧小圆肌腱钙化性肌腱炎，表现同上

图 3-2-1 钙化性肌腱炎声像图

二、肩袖撕裂

好发于冈上肌腱前部接近大结节附着处，此处为乏血供区。根据累及范围不同分为部分撕裂和完全撕裂。部分撕裂表现为肌腱内局灶性低回声或混合回声并伴部分纤维连续性中断（图3-2-2）。完全撕裂表现为肌腱连续性中断，断端回缩，肌腹回声不均匀，可增强或减低。

三、粘连性关节囊炎

又称冻结肩，以肩关节进行性疼痛及各方向活动受限为特点。病理改变为盂肱关节囊增厚、挛缩及粘

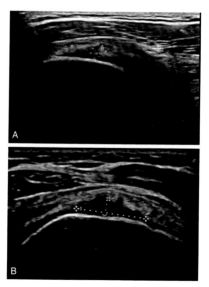

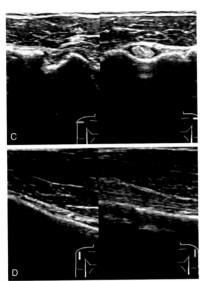

A. 冈上肌部分撕裂，肌腱内可见低回声；B. 冈上肌部分撕裂，冈上肌腱肱骨大结节附着处可见低回声；C. 右侧肱二头肌长头腱断裂，结节间沟内空虚，对侧结节间沟内可见肱二头肌长头腱回声；D. 同一患者长轴显示，右侧肱骨骨面前方未见长头腱回声

图 3-2-2 肩袖撕裂声像图

连。超声表现为关节囊增厚（生理情况下关节囊厚度多 < 1 mm），肩袖间隙回声减低、不均匀，血供增多，可同时合并肩关节其他部位病变，如肩峰下-三角肌下滑囊炎、肱二头肌长头腱腱鞘积液等（图 3-2-3）。

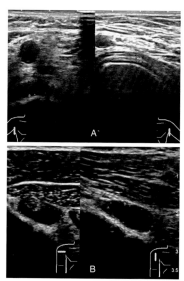

A. 右侧盂肱关节滑囊较对侧明显增厚（右侧 5.1 mm，左侧 1.3 mm）；

B. 同一患者，伴有右侧肱二头肌长头腱腱鞘积液

图 3-2-3 粘连性肩关节囊炎声像图

（尹　莉　高子瑞）

第四章

肘关节超声检查及常见疾病诊断

第一节 肘关节超声检查方法及正常声像图表现

一、肘关节前部

1. 检查方法

肘关节前部超声检查时，被检者坐于检查者对面，肘关节伸直放于检查床上，掌心向上。探头在肘关节前方做横切面和纵切面扫查，扫查包括关节上、下各5 cm 的区域。

2. 正常声像图

在肱骨远端水平，横切面显示强回声波浪形的肱骨骨皮质，外侧为肱骨小头，内侧为肱骨滑车，表面覆盖薄层低回声，为关节透明软骨。肘前桡侧纵切面显示肱骨小头和桡骨头，尺侧纵切面显示肱骨滑车和尺骨冠突，弧形强回声为骨皮质，表面薄层低回声为关节软骨。尺侧纵切面还可观察肱肌（图 4-1-1）。

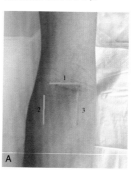

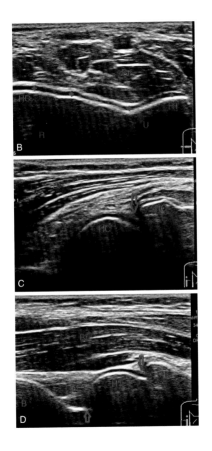

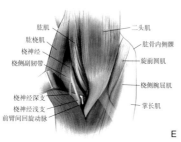

肱肌
肱桡肌
桡神经
桡侧副韧带
桡神经深支
桡神经浅支
前臂间回旋动脉

二头肌
肱骨内侧髁
旋前圆肌
桡侧腕屈肌
掌长肌

E

A. 位置 1 为肱骨远端关节端横切面，位置 2 为桡侧纵切面，位置 3 为尺侧纵切面；B. 肱骨远端关节端横切面声像图（星号-关节软骨，Br-肱肌，HC-肱骨小头，HT-肱骨滑车）；C. 肘前区桡侧纵切面声像图（HC-肱骨小头，RC-桡骨头，箭头-肱桡关节）；D. 肘前区尺侧纵切面声像图（HT-肱骨滑车，UT-尺骨冠突，Br-肱肌，fat-脂肪垫，上箭头-冠状突，下箭头-肱尺关节）；E. 解剖示意图引自《超声引导下疼痛注射技术图解》

图 4-1-1 肘前部检查探头位置与声像图

二、肘关节内侧

1. 检查方法

屈肌总腱的肘关节内侧超声检查时，被检者坐于检查者对面，身体向检查侧倾斜，前臂放于检查床上并尽量外旋，肘关节伸直或稍屈曲状态。以肱骨内上髁为体表标志，探头在肘关节内侧做冠状切。

2. 正常声像图

肘关节内侧屈肌总腱的长轴图像，回声与伸肌总腱相似，但一般较短而薄，肌腱附着处的强回声即为肱骨内上髁（图 4-1-2）。

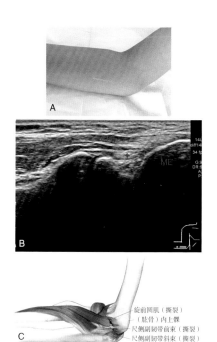

A. 蓝色线条表示探头位置；B. 肘关节内侧屈肌总腱纵切面声像图（CFT-屈肌总腱，ME-肱骨内上髁，星号-尺侧副韧带）；C. 解剖示意图引自《超声引导下疼痛注射技术图解》

图 4-1-2 肘内侧屈肌总腱纵切面探头位置与声像图

三、肘关节外侧

1. 检查方法

伸肌总腱的肘关节外侧超声检查时，被检者坐于检查者对面，前臂放于检查床上并弯曲内旋。以肱骨外上髁为体表标志，探头在肘关节外侧做冠状切。

2. 正常声像图

伸肌总腱长轴呈"鸟嘴样"高回声结构，内部可见致密平行排列的肌腱纤维结构，回声分布均匀，内部无血流信号。其附着处的强回声为肱骨外上髁，表面光滑。探头旋转90°，可对肌腱附着端行横切面扫查（图4-1-3）。

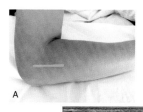

A.探头位置；B.肘关节伸肌总腱纵切面声像图（EFT-伸肌总腱，LE-肱骨外上髁，RC-桡骨小头）；C.解剖示意图引自《超声引导下疼痛注射技术图解》

图4-1-3 肘外侧伸肌总腱纵切面探头位置与声像图

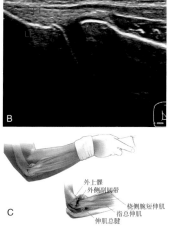

外上髁
外侧副韧带
桡侧腕短伸肌
指总伸肌
伸肌总腱

C

四、肘关节后部

1. 检查方法

肘关节后部检查时，被检者屈肘 90° 并将手掌撑于检查床上（图 4-1-4）。探头以尺骨鹰嘴为体表标志，平行

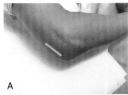

A. 蓝色线条表示探头位置；B. 肘关节肱三头肌腱纵切面（箭头-肱三头肌腱，星号-关节后隐窝，O-尺骨鹰嘴）；C. 解剖示意图引自《超声引导下疼痛注射技术图解》

图 4-1-4 肱三头肌腱纵切面探头位置和声像图

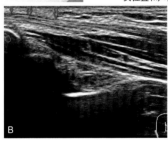

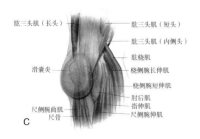

肱三头肌（长头）　　　肱三头肌（短头）

　　　　　　　　　　肱三头肌（内侧头）

　　　　　　　　　　肱桡肌

滑囊炎　　　　　　　桡侧腕长伸肌

　　　　　　　　　　桡侧腕短伸肌

　　　　　　　　　　肘后肌

尺侧腕屈肌　　　　　指伸肌

尺骨　　　　　　　　尺侧腕伸肌

C

上臂做纵切。

2.正常声像图

尺骨鹰嘴呈弧形强回声，表面光滑，肱三头肌腱附着于尺骨鹰嘴，为高回声结构，附着端呈"鸟嘴样"，肌腱内部可见平行排列的肌腱纤维，近端与肌纤维延续。

第二节　肘关节常见疾病超声诊断

尺骨鹰嘴滑囊炎

肘后区有两个潜在的尺骨鹰嘴滑囊，一个位于皮肤与肱三头肌腱之间，另一个位于肱三头肌腱与尺骨鹰嘴骨质之间。正常时超声不显示尺骨鹰嘴滑囊。外伤、风湿性疾病等导致滑囊出现炎症改变，表现为囊内液体积聚，囊壁增厚，多普勒超声可在囊壁上探及血流信号（图4-2-1）。

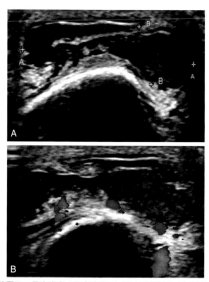

A. 灰阶图示尺骨鹰嘴皮下滑囊壁增厚，囊内液体积聚；B. 彩色多普勒超声显示囊壁可见血流信号，囊内未见明显血流信号

图 4-2-1 尺骨鹰嘴皮下滑囊积液声像图

(李　硕　吕朝阳)

第五章

腕关节超声检查及
常见疾病诊断

第一节　腕关节超声检查方法及正常声像图表现

一、检查方法

被检者坐位或平卧位，腕关节处于中立位。手及腕部组织表浅，应选高频线阵探头，探头频率应高于10 ~ 12 MHz。一般采用直接接触扫查法。当扫查区域表面不平整或病变极其表浅时可加用水囊，亦可在检查部位表面涂抹较厚的耦合剂，利用水囊或较厚的耦合剂作为声窗。

扫查过程中尽量保持声束与组织垂直，避免各向异性伪像。采取横切面、纵切面依次扫查，有助于鉴别肌腱与神经并帮助辨认不同的肌腱。可在纵切面扫查时观察某条肌腱的实时运动情况。

二、正常声像图

手腕部有桡腕关节、腕骨间关节和腕掌关节等。腕骨有8块，近侧列腕骨由桡侧向尺侧分别为手舟骨、月骨、三角骨、豌豆骨，远侧列腕骨为大多角骨、小多角骨、头状骨、钩骨。腕关节又称桡腕关节，桡腕关节近端凹状关节面由桡骨关节面和尺骨头下方的三角纤维软骨关节盘构成，远端凸状关节面由舟骨、月骨和三角骨的关节面共同构成。腕骨间关节为腕骨之间的微动关节。腕掌关节由远侧列腕骨与5个掌骨底构成。

1. 手腕掌侧面

主要检查腕管结构，腕骨形成腕管的底部及侧壁，屈肌支持带（腕横韧带）构成腕管顶部，被检者手掌向上平放于检查床上，探头横切显示腕管近端和远端切面。腕管近端屈肌支持带桡侧附着于舟状骨，尺侧附着于豌豆骨；手舟骨、月骨、三角骨和豌豆骨构成腕管的骨性底部及侧壁。腕管远端屈肌支持带桡侧附着于大多角骨，尺侧附着于钩骨；大多角骨、小多角骨、头状骨、钩骨构成腕管的骨性底部及侧壁。屈肌支持带横切面声像图显示为略呈弧形的薄层强回声带。

　　正中神经在腕管内位置最表浅，紧贴于屈肌支持带深方。正中神经纵切面声像图特征与肌腱相似，但回声较低，横切面呈椭圆形，可显示的神经内部细密的筛孔状低回声为神经束，周边线状高回声为神经束膜。正中神经外侧为拇长屈肌腱，正中神经深侧为 4 条指浅屈肌腱和 4 条指深屈肌腱，肌腱纵切面呈纤维束状高回声结构，肌腱横切面为卵圆形，其内呈密集细点状高回声。主动或被动屈伸手指时，可见肌腱的实时滑动（图 5-1-1）。

　　手掌部指浅屈肌腱位于指深屈肌腱浅侧，掌指关节位置指浅屈肌腱逐渐变扁平，在近节指骨底位置，指浅屈肌腱开始逐渐分为两束，围绕指深屈肌腱的侧方转至其背侧，两束彼此交叉至对侧，最后止于中节指骨底。拇长屈肌腱被桡侧滑囊包裹，其他肌腱被尺侧滑囊包裹。

　　手腕部掌侧尺神经与尺动脉、尺静脉伴行，走行于尺侧腕屈肌腱的桡侧、腕横韧带浅处的 Guyon 管内。

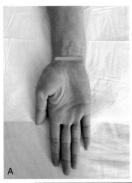

A. 蓝色线条表示探头位置；B. 近端腕管声像图及尺神经、尺动脉声像图（箭头-屈肌支持带，fcr-桡侧腕屈肌腱，fpl-拇长屈肌腱，N-正中神经，s-第 2～5 指浅屈肌腱，d-第 2～5 指深屈肌腱，a-尺动脉，n-尺神经，sca-舟状骨，pis-豌豆骨）；C. 解剖示意图引自《超声引导下疼痛注射技术图解》

图 5-1-1 正常近端腕管探头位置和声像图

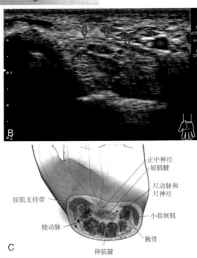

2. 手腕背侧面

腕关节背侧由伸肌支持带发出分隔，形成 6 个腔室（骨纤维管道）供不同伸肌腱通过，每个腔室内都有一个腱鞘包绕其内的一个或多个肌腱，由于 6 个腔室不在同一平面，需从桡侧至尺侧依次扫查腕部 6 个腔室及腔室内的伸肌腱。以桡骨下端的背侧结节（Lister 结节）为超声解剖学标志，背侧结节浅方为拇长伸肌腱，其内侧向尺骨端依次为示指伸肌腱、指伸肌腱、小指伸肌腱（通常位于尺桡关节浅方）、尺侧腕伸肌腱，自背侧结节向桡侧依次有桡侧腕短伸肌腱、桡侧腕长伸肌腱、拇短伸肌腱和拇长展肌腱。由于骨纤维管不在同一平面，只能通过连续超声切面，才能依次显示清结构（图 5-1-2）。

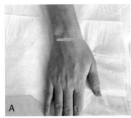

A. 蓝色线条表示探头位置；B. 正常声像图（黄箭头-小指伸肌腱，红箭头-示指及指总伸肌腱，U-尺骨，R-桡骨）；C. 解剖示意图引自《超声引导下疼痛注射技术图解》

图 5-1-2 正常腕背部探头摆放和声像图

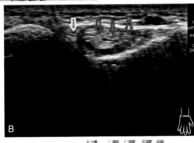

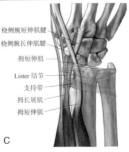

桡侧腕短伸肌腱
桡侧腕长伸肌腱
拇短伸肌
Lister 结节
支持带
拇长展肌
拇短伸肌

C

第二节 腕关节常见疾病超声诊断

一、腕管综合征

腕管综合征是正中神经在腕管内受压而表现出的一系列症状和体征，是周围神经卡压综合征中最常见的一种。腕管是腕掌侧一个骨纤维管道，由腕横韧带和腕骨组成，指深、浅屈肌腱及正中神经、拇长屈肌腱从腕管内通过。在此硬韧的骨性纤维管内，通过的组织排列十分紧密。腕管内腱鞘囊肿、肌腱炎、滑膜增厚、肿瘤、外伤水肿等任何增加腕管内压的因素，均可导致正中神经受压而引起大鱼际肌萎缩及桡侧 3 个半手指掌侧面感觉异常。

腕管综合征超声声像图可显示正中神经在腕管压迫近端肿胀，横切面积大于 10 mm^2 有诊断意义。腕管段，神经受压变扁平（横径 / 前后径大于 3），神经受到腕横韧带卡压处还可显示 "切迹征"。正中神经回声减低，内部结构不清。超声诊断腕管综合征的直接证据是正中神经肿胀增粗，并可根据神经的声像图变化评价手术效果。一些超声检查阴性的患者仍需进行肌电图检查（图 5-2-1）。

二、腱鞘炎

反复微小创伤、慢性劳损或骨性结构对肌腱的摩擦、类风湿关节炎、痛风性关节炎及感染等因素可导致腱鞘炎，超声表现为肌腱肿胀增粗，回声减低，可见环绕肌腱的腱鞘水肿、增厚，横切面呈包绕肌腱的环状低回声区，内可探及较丰富血流信号。感染等原因造成的急性腱鞘炎，还可见环绕肌腱的液性暗区（图 5-2-2）。

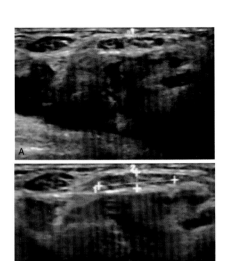

图 5-2-1 腕管综合征声像图

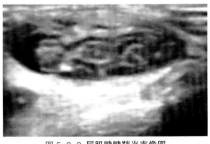

图 5-2-2 屈肌腱腱鞘炎声像图

（李 硕）

第六章

髋关节超声检查及
常见疾病诊断

第一节　髋关节超声检查方法及正常声像图表现

髋关节由股骨头与髋臼构成。超声检查主要检查髋关节腔、髂腰肌肌腱及其滑囊、股骨大转子的肌腱及其周围的滑囊、坐骨结节。

1. 髋关节腔、髂腰肌肌腱及其滑囊

被检者取仰卧位，髋关节和膝关节伸直，检查者将探头平行于股骨颈，斜矢状位扫查，此时可显示股骨颈的强回声、骨皮质回声及覆盖于其上的薄的关节囊回声（图 6-1-1）。髂腰肌由髂肌和腰肌组成，经腹股沟韧带的深部出盆腔，经髋关节的前内侧止于股骨小转子。髂腰肌肌腱位于髋臼唇的前内侧，呈高回声，位于髂腰肌的后部（图 6-1-2）。髂腰肌滑囊位于髂腰肌肌腱与髋关节的关节囊之间。

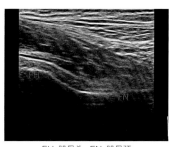

FH-股骨头；FN-股骨颈
图 6-1-1　**髋关节声像图**

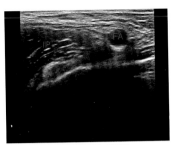

IP-髂腰肌；FA-股动脉

图 6-1-2 **髂腰肌声像图**

2. 股骨大转子的肌腱及其周围的滑囊

被检者取侧卧位，腿伸直，患侧朝上。探头可首先横切放置在大转子上，显示股骨大转子的前骨面、外侧骨面，可见臀小肌腱附着在大转子前骨面，臀中肌腱附着在大转子外侧骨面和后上骨面（图 6-1-3）。

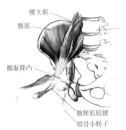

腰大肌

髂肌

髂耻隆凸

髂腰肌肌腱

股骨小转子

图 6-1-3 **髋关节解剖示意图**

3. 坐骨结节

坐骨结节是臀后部超声检查的骨性标志结构，可从体表触及。检查时，患者俯卧位，腿和膝伸直。探头可首先放置在坐骨结节上，显示强回声的坐骨结节和其外侧的腘绳肌腱（图 6-1-4）。向下追踪探查，可见由股二头肌长头肌腱-半腱肌腱形成的联合腱、半膜肌腱、坐骨神经形成的三角形结构（图 6-1-5）。横切面检查结束后，探头可旋转 90° 进行纵切面检查。

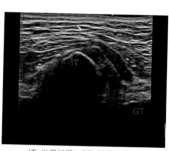

IT-坐骨结节；GT-股骨大转子

图 6-1-4 **坐骨结节声像图**

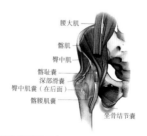

腰大肌

髂肌

臀中肌

髂耻囊
深部滑囊
臀中肌囊（在后面）
髂腰肌囊

坐骨结节囊

图 6-1-5 **坐骨结节解剖示意图引自《超声引导下疼痛注射技术图解》**

第二节　髋关节常见疾病超声诊断

一、髋关节腔积液及关节内滑膜病变

超声表现：关节囊与股骨颈间距离增宽，典型关节积液呈无回声，其内可出现点状、絮状低回声，滑膜增生时多呈低回声，彩色多普勒或能量多普勒于增生的滑膜内有时可见血流信号。

二、髋关节周围滑囊炎

髋关节周围有许多滑囊，分布于髋关节周围肌肉、肌腱之间或骨隆突部位，有髂腰肌滑囊、大转子滑囊、坐骨结节滑囊等。超声表现：相应解剖部位显示肿胀增大滑囊，内部为无回声或低回声，有时可见分隔。

三、髋关节肌肉、肌腱损伤及炎症

肌肉挫伤及血肿：超声可表现为肌肉内局灶性高回声或混合回声，几小时后可能表现为低回声，几天后血肿液化可呈无回声。

肌肉肌腱撕裂：超声表现为局部肌肉肌腱失去连续性，可见条带裂隙，断裂处可见低回声血肿，断端挛缩，可合并撕脱骨折。

肌腱炎：超声表现为肌腱肿胀，回声减低，可合并钙化，为点状、斑块状强回声伴或不伴声影。

（范春芝　张其俐）

第七章

膝关节超声检查及
常见疾病诊断

第一节　膝关节超声检查方法及正常声像图表现

膝关节超声检查的内容主要为股四头肌腱、髌上囊、髌腱、内侧副韧带、外侧副韧带、股二头肌腱、半膜肌—腓肠肌、半月板。

1. 股四头肌腱、髌上囊

被检者取仰卧位，膝关节屈曲 $20° \sim 30°$，以髌骨作为体表标志，探头置于髌骨上方中线上显示股四头肌腱。股四头肌腱为边界清晰的纤维条带样强回声结构，位于皮下脂肪层深方，其远端附着于髌骨上缘。股四头肌腱深面为髌上脂肪垫，股骨的前方为股骨前脂肪垫，两者均为稍强回声。髌上囊位于股四头肌腱与髌上脂肪垫与股骨前脂肪垫之间，正常时显示为薄的"S"形无回声。生理状态下可见髌上囊内有少量滑液，一般不超过 5 mm（图 7-1-1）。

2. 髌腱

被检者取仰卧位，膝关节轻度屈曲 $20° \sim 30°$。探头置于髌骨下端与胫骨之间，观察髌腱的长轴切面。正常髌腱纵断面呈典型的纤维条带样强回声，附着处增厚，髌腱端相对更为粗大，横切面为扁平强回声，边界清晰。髌腱远端深面和胫骨之间为髌下深囊，正常状态下可探及少量液体，超声表现为小的三角形无回声区（图 7-1-2）。

3. 膝内侧副韧带、内侧半月板、鹅足腱及其滑囊

被检者仰卧位，膝关节屈曲 $20° \sim 30°$，探头纵

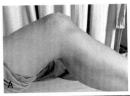

A. 蓝色线条表示探头位置；B. 声像图（箭头-股四头肌腱，F-股骨，P-髌骨，星号-髌上囊）；C. 解剖示意图引自《超声引导下疼痛注射技术图解》

图 7-1-1 股四头肌腱长轴探头位置与声像图

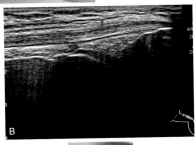

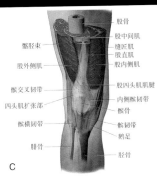

股骨

股中间肌
缝匠肌
股直肌
股内侧肌

髂胫束

股外侧肌

股四头肌肌腱

髌交叉韧带

内侧髌韧带

四头肌扩张部

髌骨

髌横韧带

髌韧带

鹅足

腓骨

胫骨

C

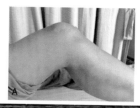

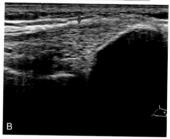

A. 蓝色线条表示探头位置；B. 声像图（箭头-髌腱，T-胫骨内侧髁，P-髌骨）

图 7-1-2 髌腱长轴探头位置与声像图

切，上方置于股骨内上髁处，下方置于胫骨内侧髁处，胫侧副韧带上端附着于股骨内上髁，超声显示为 3 层结构，浅层为偏高回声的纤维层状结构，为胫侧副韧带的浅层；中间层为低回声，为脂肪组织或胫侧副韧带滑囊；深层为偏高回声，为胫侧副韧带深层。胫侧副韧带在胫骨远端附着处，其浅层可见鹅足腱较小的椭圆形结构，此时将探头上端向后旋转 45° 后，可显示鹅足腱长轴。内侧半月板冠状切面呈三角形强回声结构，尖端朝向关节腔，底部紧邻呈线状偏高回声的关节囊（图 7-1-3）。

4. 膝外侧副韧带

被检者仰卧位，腿内旋，膝关节保持屈曲 20° ～ 30° 。

70

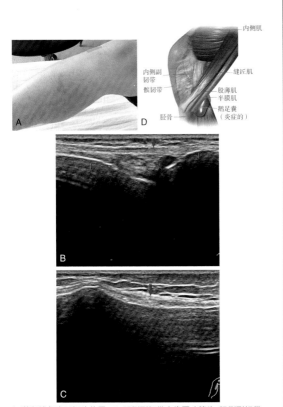

A. 蓝色线条表示探头位置；B. 胫侧副韧带声像图（箭头-胫侧副韧带，F-股骨内上髁，T-胫骨内侧髁，星号-内侧半月板）；C. 鹅足腱声像图（箭头-鹅足腱长轴）；D. 解剖示意图引自《超声引导下疼痛注射技术图解》

图 7-1-3 胫侧副韧带长轴探头位置与声像图

检查时以腓骨头为解剖学标志，探头与股骨长轴约成 45°，下缘放置于腓骨头，上缘向前旋转直到显示腓侧副韧带的长轴。腓侧副韧带超声表现为带状强回声，其远端腓骨头附着处稍增厚，回声欠均匀，与各向异性伪像有关。近段深面可见腘肌腱、髂胫束及滑囊（图 7-1-4）。

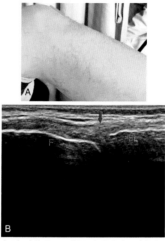

A. 蓝色线条表示探头位置；B. 腓侧副韧带声像图（箭头-腓侧副韧带，F-股骨外上髁，Fi-腓骨头）

图 7-1-4 腓侧副韧带长轴探头位置与声像图

5. 股二头肌腱

被检者俯卧位，膝关节伸直。探头从腓骨头向上纵切，可清晰显示股二头肌腱及肌腹（图 7-1-5）。

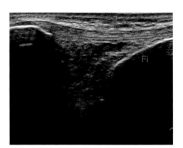

箭头-股二头肌腱；Fi-腓骨头
图 7-1-5 **股二头肌腱声像图**

第二节　膝关节常见疾病超声诊断

一、腘窝囊肿

腘窝囊肿（Baker 囊肿）是腱鞘囊肿的一个特殊类型，是位于膝关节后方腘窝处充满滑液的囊性肿物。腘窝囊肿分原发性和继发性两种：原发性系指膨胀的滑囊起源于关节腔，而关节本身并无其他疾患，多见于儿童；继发性较多见于成人，常见于类风湿疾病、外伤等。腘窝囊肿可以与膝关节腔相通，也可以合并感染。

超声检查：二维检查腘窝处皮下可见圆形及椭圆形无回声区，边界光滑，后方回声增强，仔细扫查可见部分无回声区与深处关节腔相连。彩色多普勒超声检查无血流信号。

二、髌前滑囊炎

髌前滑囊炎在髌骨正前方，有三个滑液囊，即皮下、筋膜下及腱下三个囊，三者可互通，但不与关节腔相通，髌前滑膜囊在皮肤与髌骨、髌韧带之间，呈圆形突出，过度刺激容易导致滑囊水肿积液。髌前滑囊炎多见于跪蹲作业者，囊肿之上皮肤增厚，伴有疼痛。

超声检查：髌骨前方皮下可见囊性液性暗区，边界清晰。

三、半月板损伤及半月板囊肿

半月板囊肿：超声所见为椭圆形无回声，边界清晰，后方回声增强。

半月板损伤：半月板回声不均匀，断裂时可见断裂处回声改变。

四、膝关节神经鞘瘤

膝关节神经鞘瘤又称雪旺氏瘤，来源于神经鞘，是一种生长缓慢的无痛性肿物，呈圆形或椭圆形，瘤体内发生液化可呈囊性。

超声检查：圆形或椭圆形低回声团块，边界清晰，包膜回声增强，瘤体内血流较丰富。

（范春芝）

第八章

踝关节超声检查及
常见疾病诊断

第一节 踝关节超声检查方法及正常声像图表现

踝关节超声检查主要包括前、外、内、后四个部分，前部主要观察胫骨前肌、趾长伸肌及姆长伸肌腱、足背动脉及腓深神经及关节滑膜、软骨及骨皮质。外侧主要观察腓骨长短肌腱、外侧韧带（距腓前韧带、跟腓韧带及距腓后韧带）及关节滑膜、软骨及骨皮质。内侧主要观察胫骨后肌、姆长屈肌腱及趾长屈肌腱、胫后动静脉及胫后神经、内侧副韧带、关节滑膜、软骨及骨皮质。后部主要观察跟腱及跟腱下滑囊。

探头选用高频线阵探头，频率＞10 MHz。检查体位可采取仰卧位、坐位及俯卧位（图 8-1-1），同时根据扫查部位不同，适时调整体位。

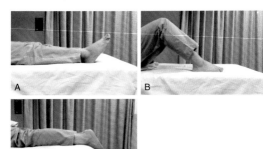

A. 仰卧位；B. 坐位；C. 俯卧位

图 8-1-1 踝关节扫查体位图

1. 踝关节前部扫查

（1）被检者取坐位或仰卧位，膝关节屈曲或伸展，踝关节保持自然位或休息位。

（2）探头横切置于踝前部，此时可显示从内至外的胫骨前肌、踇长伸肌及趾长伸肌短轴切面，该切面还可显示足背动脉及其伴行的腓深神经，以及踝前部的伸肌支持带等。同时，可观察踝前部胫距关节表面骨皮质软骨组织有无异常，关节滑膜有无增厚及关节腔有无积液等（图8-1-2）。在横切面基础上，探头转动90°，观察各个肌腱、血管或神经长轴切面有无异常（图8-1-3）。

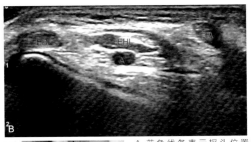

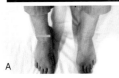

A. 蓝色线条表示探头位置；B. 声像图（TA-胫骨前肌肌腱，EHL-踇长伸肌肌腱，EDL-趾长伸肌腱，A-足背动脉）

图8-1-2 踝前部横切面探头位置与声像图

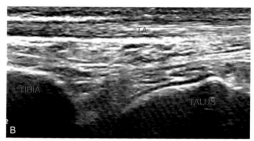

A. 蓝色线条表示探头位置；B. 声像图（TIBIA-胫骨，TALUS-距骨，TA-胫骨前肌肌腱）

图 8-1-3 踝前部纵切面探头位置与声像图

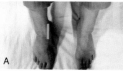

2. 踝内侧扫查（内踝扫查）

（1）被检者采取仰卧位或坐位，膝关节伸展或屈曲，双腿也可以呈蛙腿状姿势。

（2）探头置于内踝及跟骨之间，该切面上可观察到内踝部位所示的关节、骨皮质及软骨，从前至后可依次显示胫骨后肌腱、趾长屈肌腱及踇长屈肌腱短轴切面，同时可显示其伴行的胫后动静脉、胫神经（图 8-1-4）。在该切面基础上旋转探头，分别沿上述结构纵断面扫查，可观察各结构的纵断面声像图表现（图 8-1-5）。以内踝为起点，将探头另一端分别置于足舟骨、距骨及跟骨，可分别显示内侧副韧带，为三个不连续的纤维条索回声。

3. 踝外侧部扫查（外踝扫查）

（1）被检者坐位或仰卧位，膝关节伸展或屈曲，踝关节自然位或足前部稍内旋。

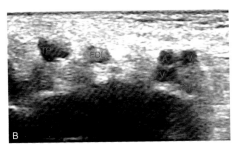

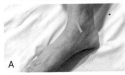

A. 蓝色线条表示探头位置；B. 声像图（TP-胫骨后肌肌腱，FDL-趾长屈肌腱，A/V-动脉及静脉，FHL-跗长屈肌腱）

图 8-1-4 内踝斜横切面探头位置与声像图

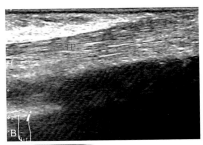

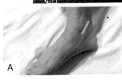

A. 蓝色线条表示探头位置；B. 声像图（TP-胫骨后肌肌腱）

图 8-1-5 内踝斜纵切面探头位置与声像图

（2）探头置于外踝下方斜纵切面扫查可显示腓骨长、短肌腱横切面声像图，同时该切面可显示外踝部位所示的关节、骨皮质及软骨（图 8-1-6），在该切面基础上沿长、短肌腱纵切面走行扫查该肌腱的纵切面（图 8-1-7）。将探头置于外踝及距骨前、跟骨及距骨后，可依次显示外侧副韧带；在外踝处沿腓骨长、短肌走行部位上下连续扫查，还可显示腓骨肌上、下支持带。

4.踝后部扫查

（1）被检者俯卧位，双脚悬于检查床沿外，踝关节处于自然状态。

（2）探头纵切置于踝后部，可显示跟腱及其跟骨附着处，可观察踝关节后隐窝、跟骨骨皮质及跟腱下滑囊（图 8-1-8）。探头旋转 90° 观察跟腱横切面（图 8-1-9）。

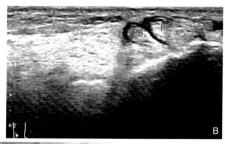

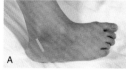

A. 蓝色线条表示探头位置；B. 声像图（PB-腓骨短肌腱，PL-腓骨长肌腱）

图 8-1-6 腓骨长短肌腱短轴切面探头位置与声像图

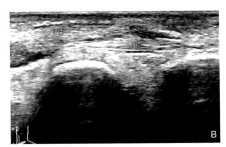

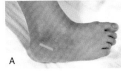

A. 蓝色线条表示探头位置; B. 声像图 (PB-腓骨短肌腱, PL-腓骨长肌腱)

图 8-1-7 腓骨长短肌腱长轴切面探头位置与声像图

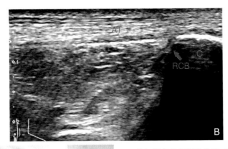

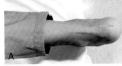

A. 蓝色线条表示探头位置; B. 声像图 (AT-跟腱, RCB-跟腱下滑囊, C-跟骨)

图 8-1-8 跟腱纵切面探头位置与声像图

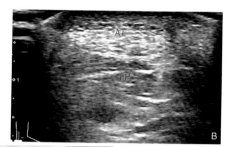

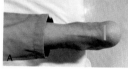

A. 蓝色线条表示探头位置；B. 声
像图（AT-跟腱，FP-脂肪垫）
图 8-1-9 跟腱横切面探头位
置与声像图

第二节 踝关节常见疾病超声诊断

一、踝关节腔积液

关节腔内可见无回声区，加压可压缩。彩色多普勒
超声检查示其内未见明显血流信号（图 8-2-1）。

二、滑膜增厚或滑膜炎

关节腔内可见低回声，不可压缩。彩色多普勒扫查，
其内可显示血流信号或血流信号不明显（图 8-2-2）。

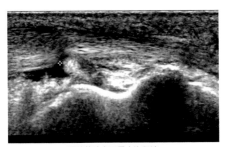

踝关节腔内可见少许积液

图 8-2-1 踝关节腔积液声像图

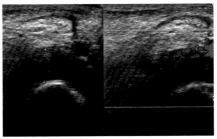

踝关节前关节滑膜明显增厚，回声减低，内可见血流信号

图 8-2-2 滑膜炎声像图

三、肌腱炎、腱鞘炎

肌腱炎声像图表现为肌腱增粗、内回声不均匀。彩色多普勒超声检查，其内可探及血流信号。

腱鞘炎声像图表现为腱鞘内可见低至无回声增厚，局限性或位于肌腱周围，伴或不伴积液。彩色多普勒超声检查，其内可见血流信号，常与肌腱炎并发（图 8-2-3）。

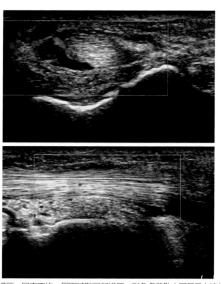

肌腱增厚，回声不均，周围腱鞘局部增厚，彩色多普勒内可显示血流信号

图 8-2-3 踝内侧胫骨后肌腱炎伴腱鞘炎声像图

四、跟腱下滑囊炎

跟腱下滑囊内可见无回声区，可伴有滑囊增厚。彩色多普勒超声检查可探及血流信号（图 8-2-4）。

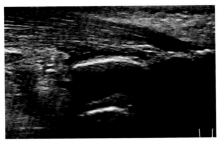

跟腱下滑囊稍增厚并内可见少量积液

图 8-2-4 跟腱下滑囊炎声像图

五、韧带断裂

韧带连续性中断，对比对侧，韧带肿胀增厚、回声减低，并在断端内可见低回声血肿等（图 8-2-5）。

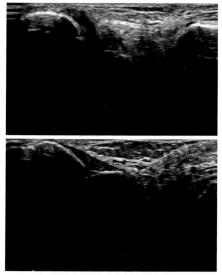

右侧距腓前韧带连续性中断（左侧连续）

图 8-2-5 **韧带断裂声像图**

（孙 宏 周 倩）

第九章

外周神经超声检查

外周神经探查推荐使用线阵探头，探头频率5~17 MHz，对于坐骨神经可选用凸阵探头。神经走行于筋膜层、肌肉间或者肌肉表面，被低回声的脂肪组织包裹，而肌肉呈羽毛状等、高回声相间声像图表现。我们常常利用血管、肌肉及骨性标志来识别神经。典型神经短轴呈筛网状或束状结构，常用短轴获取神经和肌肉超声解剖关系。典型神经长轴呈马尾状强、低回声相间结构，较肌腱更粗糙，常被用来显示神经病理征象。异常神经常表现为轴索肿胀，即低回声区均匀或不均匀增宽；若存在卡压，神经受卡压近端常膨大，卡压处纤细；典型神经撕裂则断端膨大、回缩，束膜不连续；完全离断后，可形成断端神经瘤。

一、上肢神经

正中神经起自臂丛内外侧束，在上臂走行于肱二头肌和肱肌间并于肱动脉前外侧下行，在前臂走行于指浅、指深屈肌之间至桡骨粗隆。其支配除尺侧腕屈肌外所有前臂前群肌，包括旋前圆肌、桡侧腕屈肌、掌长肌、指浅屈肌、桡侧指深屈肌、拇长屈肌及旋前方肌。

在肘部，扫查正中神经的重要解剖标志为肱动脉，正中神经位于肱动脉后内侧，走行于旋前圆肌和肱肌之间，易受旋前圆肌、肱二头肌腱膜和指浅屈肌卡压（图 9-1-1）。

在腕部，正中神经走行于腕管中，其位于屈肌支持带（腕横韧带）和掌长肌深层，指浅屈肌外侧，桡侧腕屈肌内侧（图 9-1-2）。

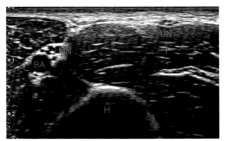

MN-正中神经；BA-肱动脉；T-肱三头肌；UN-尺神经；H-肱骨
图 9-1-1 肘部正中神经声像图

二、尺神经

尺神经起自臂丛内侧束，其走行于皮下，缺乏肌肉和骨组织保护。在上臂其走行于肱动脉和正中神经后方，位于肱三头肌内侧头浅层，并最终进入肱骨内上髁后的肘管于尺侧腕屈肌两头之间下行。

在肘部，肱骨内上髁和肘管处是尺神经易受卡压点。探头置于肱骨内髁后，横切肘关节，显示尺神经短轴，其位于奥斯本筋膜（Osborne fascia）深层肘管内。临床需通过前臂屈曲及外展观察尺神经在肘管内的活动。尺神经脱位通常见于前臂屈曲时，此时尺神经完全滑过内髁。

在前臂，尺神经走行于尺侧腕屈肌和指深屈肌间至腕尺管（Guyon 管）。在腕尺管，尺神经病变相对少见，但长期反复损伤如小鱼际捶打综合征或因腱鞘囊肿、假性动脉瘤等，造成腕尺管缩窄的因素会导致尺神经损伤（图 9-1-3，图 9-1-4）。

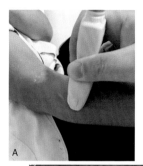

A. 探头位置; B. 前臂正中神经声像图（MN-正中神经，FDS、FDP-指浅、深屈肌，R-桡骨，U-尺骨）; C. 腕管正中神经声像图（MN-正中神经，FCR-桡侧腕屈肌，FCU-尺侧腕屈肌）

图 9-1-2 上肢神经探头位置与声像图

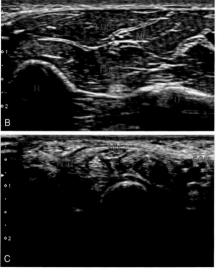

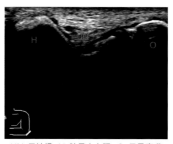

UN-尺神经；H-肱骨内上髁；O-尺骨鹰嘴

图 9-1-3 肘管中尺神经声像图

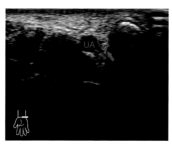

UA-尺动脉；虚线-尺神经

图 9-1-4 Guyon 管尺神经声像图

三、桡神经

桡神经起自臂丛后束（$C_5 \sim T_1$ 神经根）支配肱三头肌并负责上臂后侧感觉及前臂、腕和手的感觉运动。在上臂探查桡神经重要的解剖标志是肱骨桡神经沟，在肘部是肱桡肌和肱肌，在前臂是桡侧腕屈肌和头静脉，在腕部是桡骨茎突。

在上臂，桡神经从大圆肌下方穿出，走行于肱三头肌长头外侧，于肱三头肌内、外侧头间下行至肱骨桡神经沟。

在肘部，桡神经于肱桡肌和肱肌间由肱骨后走向前臂，其典型声像图为横切上述两肌肉间筛网状结构（图9-1-5）。

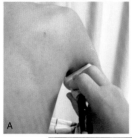

A. 探头位置；B. 桡神经沟内桡神经声像图（RN-桡神经，H-肱骨）；C. 上臂桡神经声像图（RN-桡神经，BA-肱动脉，MN-正中神经）

图 9-1-5 **桡神经探头位置与声像图**

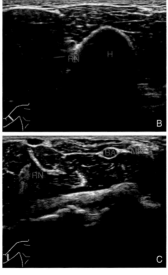

在前臂，桡神经分支为深、浅两支，支配前臂背侧伸肌群。浅支在肱桡肌深层与桡动脉相伴行，而深支则发出骨间后神经走行于旋后肌间。

前臂近端由肱桡关节后关节囊、肱肌、肱二头肌、肱桡肌及桡侧腕长、短伸肌构成的桡管是桡神经卡压好发部位，其中旋后肌腱弓（Frohse 弓）卡压最常见（图 9-1-6，图 9-1-7）。

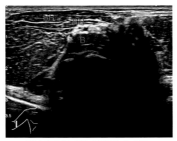

RN-桡神经；BR-肱桡肌；B-肱肌
图 9-1-6 肘部正中神经声像图

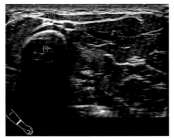

RN-桡神经浅支；RA-桡动脉；R-桡骨
图 9-1-7 前臂桡神经浅支声像图

在腕部，桡神经浅支负责手背外侧的感觉，并与头静脉相邻，其走行于桡骨茎突浅层进入腕部第一筋膜室。

四、下肢神经

1. 坐骨神经

坐骨神经是人体最大的神经，发自 $L_4 \sim S_3$ 神经根，经坐骨大孔于梨状肌和股方肌间出盆腔，沿腘绳肌外侧下行，在大腿中后段分成胫神经和腓总神经。其支配大腿后侧肌群运动及小腿和足的感觉。坐骨神经在梨状肌下缘处较易受卡压，其体表投影为臀肌褶，沿大腿后侧扫查，其位于股二头肌长头腱深层，大收肌浅层，半膜肌、坐骨结节外侧（图 9-1-8）。

常见坐骨神经损伤的原因包括股骨和髋臼骨折或者股骨后脱位；腘绳肌坐骨结节撕裂或其近端血肿继发压迫；梨状肌综合征、梨状肌肥大；肿瘤或者盆腔放疗后继发瘢痕形成等。

2. 股外侧皮神经

股外侧皮神经发自 L_2、L_3 神经根，于髂前上棘内侧、腹股沟韧带深层、缝匠肌浅层走行，支配大腿前侧感觉。股外侧皮神经病变导致股外侧感觉异常，常受压于腹股沟韧带。由腰带、肥胖等压迫因素，或者髂前上棘肌腱起止点病变、撕裂或者取骨导致，表现为股外侧的刺痛或者麻木。扫查重点为缝匠肌和髂前上棘（图 9-1-9）。

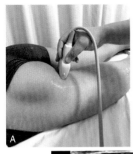

A. 探头位置；B. 臀大肌下坐骨神经声像图（GM-臀大肌，QF-股方肌，箭头-坐骨神经）；C. 腘绳肌坐骨神经声像图（BF-股二头肌，ST-半腱肌，SM-半膜肌，虚线-坐骨神经）

图 9-1-8 坐骨神经探头位置与声像图

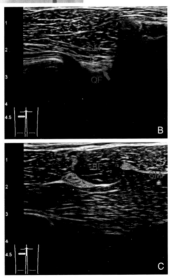

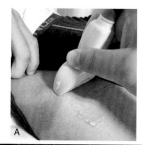

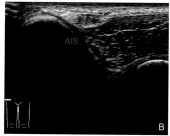

A. 探头位置; B. 声像图（AIS-髂前上棘，SA-缝匠肌，虚线-股外侧皮神经）

图 9-1-9 股外侧皮神经超声检查探头位置与声像图

3. 股神经及隐神经

股神经起自 L_2、L_3、L_4 神经根，其沿腰大肌表面下行至腹股沟韧带深层，髂耻弓外侧出盆腔，与股总动、静脉伴行，隐神经为其终末支。

股神经为感觉和运动混合神经，前支支配耻骨肌和缝匠肌，后支支配股四头肌。扫查要点为股三角处神经血管束。股三角由内侧长收肌、外侧缝匠肌、上缘腹股沟韧带构成（图 9-1-10）。

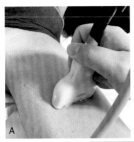

A. 探头位置；B. 声像图（SFA-股浅动脉，GSN-隐神经）
图 9-1-10 隐神经探头位置与声像图

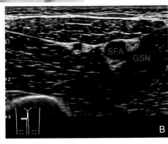

　　股神经易受到肿物直接压迫，如腹膜后血肿、疝修补术后、髋关节置换术后压迫。腹股沟韧带处病变表现为屈髋无力，伸膝关节无力；大腿中部损伤则表现为股四头肌无力，大腿前内侧膝关节小腿内侧感觉异常。

　　股三角处隐神经位于股浅动脉浅层，股内侧肌内侧，长收肌外侧；股骨内髁处隐神经位于大隐静脉外侧，股薄肌浅层，缝匠肌内侧。这两处隐神经相当菲薄（2～3束），其易在大隐静脉移植或股腘转流手术后受伤（图 9-1-11）。

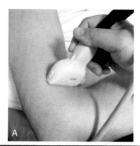

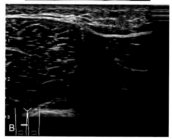

A. 探头位置；B. 声像图（GSV-大隐静脉，虚线-隐神经）

图 9-1-11 股三角处隐神经探头位置与声像图

4. 胫神经

胫神经发自 $L_4 \sim S_3$，自坐骨神经分出后于腓肠肌内外侧头之间下行，分出浅支于比目鱼肌浅层走行，支配腓肠肌、比目鱼肌和跖肌；深支与胫后动、静脉相伴行，支配腘肌和屈肌，并发出膝关节支后下行至内踝屈肌支持带深层，而后分成内跖支、外跖支和跟骨内侧支三股（图 9-1-12）。

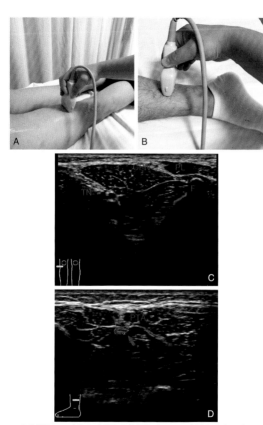

A. 探头位置；B. 小腿及内踝处胫神经扫查；C. 腘窝神经声像图（TN-胫神经，CPN-腓总神经，F-腓骨头，PL-腓骨长肌）；D. 小腿处胫神经声像图（PTA-胫后动脉，虚线-胫神经）

图 9-1-12 胫神经探头位置与声像图

5. 腓总神经

腓总神经发自 $L_4 \sim S_2$，自坐骨神经分出后，于股二头肌深层由后向前绕至腓骨头外侧腓骨长肌深层，发出腓深、腓浅神经及关节支，并与其感觉支共同构成外侧腓肠神经。腓总神经于腓骨头处易受卡压，造成垂足或踝关节屈曲无力及小腿前外侧和足背感觉异常。扫查要点：腓深神经于小腿中段在胫骨前肌深层，与胫前动脉相伴行至足背；该处腓深神经位于拇长伸肌和指长伸肌深层。腓浅神经位于深筋膜下，拇长屈肌和腓骨长短肌之间（图 9-1-13）。

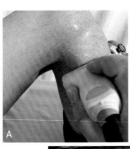

A. 探头位置；B. 声像图（F–腓骨头，虚线–腓总神经）

图 9-1-13 腓总神经探头位置与声像图

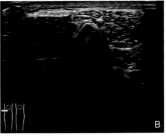

6. 腓肠神经

腓肠神经为纯感觉支，位于小腿中线皮下，跨跟腱至足跟外侧，与小隐静脉相伴行（图 9-1-14）。

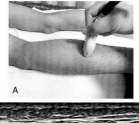

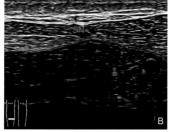

A. 探头位置；B. 声像图（SN 及虚线-腓肠神经）。

图 9-1-14 **腓肠神经探头位置与声像图**

（曹 文）